AF473205

DE LA

CONTAGION

DANS

LES MALADIES

MÉMOIRE LU A L'ACADÉMIE IMPÉRIALE DE MÉDECINE
LE 24 JANVIER 1865

PAR

M. LE DOCTEUR STANSKI,
Ancien Interne des Hôpitaux,
etc., etc.

PARIS
J.-B. BAILLIÈRE ET FILS
LIBRAIRES DE L'ACADÉMIE IMPÉRIALE DE MÉDECINE
Rue Hautefeuille, 19.

Londres,	**Madrid,**	**New-York,**
HIPPOLYTE BAILLIÈRE.	C. BAILLY-BAILLIÈRE.	CH. BAILLIÈRE.

LEIPZIG, E. JUNG-TREUTTEL, QUERSTRASSE, 10.
1865

Paris. — Imp. FÉLIX MALTESTE et Ce, rue des Deux-Portes-St-Sauveur, 22.

DE LA

CONTAGION

DANS

LES MALADIES

MÉMOIRE LU A L'ACADÉMIE IMPÉRIALE DE MÉDECINE

LE 24 JANVIER 1865

PAR

M. LE DOCTEUR STANSKI,

Ancien Interne des Hôpitaux,

etc., etc.

PARIS

J.-B. BAILLIÈRE ET FILS

LIBRAIRES DE L'ACADÉMIE IMPÉRIALE DE MÉDECINE

Rue Hautefeuille, 19.

Londres,	Madrid,	New-York,
HIPPOLYTE BAILLIÈRE.	C. BAILLY-BAILLIÈRE.	CH. BAILLIÈRE.

LEIPZIG, E. JUNG-TREUTTEL, QUERSTRASSE, 10.

1865

DE LA

CONTAGION DANS LES MALADIES

MESSIEURS,

Je suis anticontagioniste, et si je viens soutenir devant les maîtres de la science une opinion contraire à celle de la majorité du corps médical et du public, il faut que mes convictions soient bien profondes et bien arrêtées. Mes titres à votre indulgence sont des vues que je crois nouvelles et des doctrines qui pourraient ne pas avoir toute leur valeur, car, devant être exposées très-brièvement, sur un sujet aussi étendu, elles restent forcément dans les généralités. Nul doute que cet espoir dans votre indulgence n'ait été pour beaucoup dans ma résolution de traiter une question aussi ardue et aussi controversée, mais il ne faut pas oublier qu'elle est de la plus grande importance relativement à l'hygiène publique, à la tranquillité des familles et à la responsabilité des médecins ; et si cette étude abrégée peut jeter un trait de lumière sur la contagion, si elle peut amener un contrôle plus sévère de ce qui a été dit et pourra se dire sur ce sujet et, de cette manière, servir de jalon à des travaux plus complets et plus approfondis sur une question débattue depuis des siècles sans résultat, mon but sera tout à fait atteint.

Avant d'aller plus loin, qu'il me soit permis de faire quelques réserves :

1° Tout ce qui sera dit dans ce travail ne concerne que les maladies des hommes.

2° Je divise les maladies relativement à la contagion en celles qui sont incontestablement contagieuses, c'est-à-dire inoculables, comme la syphilis, la rage, la morve, la pustule maligne, la gale et celles dont le caractère se résume dans l'action épidémique.

3° J'en excepte la variole, maladie inoculable et contagieuse, sauf le cas de vaccination ou de variole antérieure, mais je conteste qu'elle se communique par un virus halitueux ; en lui reconnaissant en outre le caractère épidémique, je vois en elle l'agent de transition entre la contagion et l'épidémie, agent qui se retrouve entre tous les genres de la nature. J'en excepte aussi le vaccin, qui, tout en étant inoculable, est un agent de préservation et non une véritable maladie.

4° Pour ce qui concerne les virus, j'admets l'opinion qui croit que chaque maladie contagieuse doit en avoir un particulier qui la reproduit toujours la même.

Mais je ne puis accepter la pluralité de forme des virus.

Quelques auteurs, parmi lesquels je me plais à citer M. Briquet, admettent les formes solides ou concrètes, liquides et halitueuses ou gazeuses, appuyant leur dire des croûtes vaccinales, varioliques et syphilitiques, car il est évident que ces croûtes ne représentent que des liquides desséchés et doivent revenir à leur premier état pour être inoculables.

Quant aux virus gazeux ou halitueux, leur existence n'a été démontrée dans aucune maladie. Ils ont été inventés par les auteurs pour doter des propriétés contagieuses les maladies épidémiques ou infectionnelles. Pour ne citer qu'un exemple, je présenterai l'extrême analogie qui existe entre la variole et le vaccin : l'un et l'autre sont considérés comme étant de même nature ; en tout cas ils sont inoculables, caractérisés par des pustules semblables et par la propriété de préserver pour l'avenir ; tous les deux, si j'adopte le langage des contagionistes, ont un virus concret et liquide. Comment se fait-il donc que la petite vérole seule soit douée d'un virus gazeux ? La raison en est simple : seule elle règne épidémiquement, et ceux qui veulent absolument voir dans l'épidémie une contagion à distance, ne peuvent justifier leur dire qu'à l'aide d'un virus halitueux. Le vaccin, qui est incapable d'épidémicité, n'exige pas autant de frais d'imagination. Les odeurs fades, douceâtres, putrides, de souris, etc., constatées par certains observateurs autour des malades atteints des maladies épidémiques et considérées comme des virus halitueux, s'expliquent parfaitement par la nature des sécrétions cutanées, buccales, intestinales, etc. Ira-t-on conclure des odeurs exhalées par les larges brûlures, les vastes abcès simples ou par congestion, les ulcères cancéreux ou autres que toutes ces maladies sont contagieuses ? Ici les faits se chargent de répondre.

5° Permettez-moi de rappeler ce principe de la logique, qui exige la preuve à l'appui de toute idée affirmative, tandis que pour les idées négatives il ne demande pas cette démonstration.

Je n'ai donc, rigoureusement parlant, à prouver la non-contagion dans les épidémies, pas plus que l'accusé n'est tenu de prouver sa non-culpabilité.

L'absence des preuves de la part des contagionistes me met dans l'impossibilité de réfuter directement leur opinion, leur méthode consistant à produire seulement des faits qui s'expliquent presque toujours par l'épidémie mieux que par la contagion. La seule chose qui me reste à faire pour établir la non-contagion des maladies épidémiques est d'exposer les caractères des maladies incontestablement contagieuses et de nier la contagion partout où ils n'existeront pas.

6° Parmi tous les faits cités à l'appui de la nature contagieuse des maladies épidémiques, les uns sont mal vus et mal observés, d'autres même peuvent être inexacts, si j'en crois des réserves très-sages faites par l'Académie à propos des documents apportés par le laborieux Chervin pour prouver la non-contagion de la fièvre jaune; d'autres encore, tout en étant exacts quant au fond, sont susceptibles d'interprétations entièrement différentes. On ne trouvera donc pas étrange que je m'inspire de l'exemple donné par mes maîtres, et que je me montre d'une extrême sévérité dans l'appréciation et l'acceptation des faits.

PREMIER CARACTÈRE DES MALADIES ÉPIDÉMIQUES.

De la différence entre les maladies contagieuses et non-contagieuses par rapport à l'épidémie.

Les hommes ont admis des maladies épidémiques et contagieuses depuis les temps les plus reculés. Nous en trouvons la preuve dans les écrits que nous ont laissés, à défaut des médecins, d'anciens législateurs, qui défendaient par des lois prohibitives la communication avec les hommes atteints de telle ou telle maladie. Nous en trouvons la preuve dans les écrits d'anciens poëtes : ainsi Homère raconte dans l'Iliade, que des maladies pestilentielles ont ravagé l'armée devant Troie. Nous en trouvons la preuve chez les historiens : ainsi Plutarque affirme qu'une épidémie a manqué de faire périr la colonie de Romulus.

Dans tous ces écrits extramédicaux, et cela ne doit pas étonner, et dans ceux des médecins d'une grande autorité, ce qui est plus surprenant, la contagion est toujours confondue avec l'épidémie.

La plupart des médecins, qui ont écrit anciennement et même dans les temps modernes, font des distinctions entre la contagion, l'épidémie et l'infection, mais on voit, dans la suite de leurs ouvrages, que des maladies épidémiques ou infectionnelles sont considérées en même temps comme contagieuses. Toutes les fois que les médecins ont une épidémie à observer, son invasion est toujours attribuée à des causes générales, mais sa propagation est expliquée par la contagion ; on dit même que la contagion a été d'autant plus intense que l'épidémie a fait plus de ravages. La diminution du nombre des victimes, c'est-à-dire le déclin de la maladie, peut seule ramener à l'idée première, aux causes épidémiques.

Une remarque digne d'intérêt, c'est que dans tous les temps la croyance à la contagion est en raison inverse du degré de la civilisation en général, et de l'avancement des sciences médicales en particulier. Ainsi on n'a qu'à lire les ouvrages anciens sur les maladies épidémiques prétendues contagieuses pour voir toute la sévérité des quarantaines, toute la sévérité des lois avec laquelle on punissait des individus convaincus d'avoir eu des communications avec des contrées où régnaient des maladies épidémiques qu'on croyait contagieuses. Une observation plus rationnelle et plus exacte, éclairée par des études médicales plus avancées, a permis de se relâcher d'une sévérité mal justifiée.

Cependant, si on lit les ouvrages des auteurs modernes sur les épidémies qui ont régné ou qui règnent encore actuellement, on y voit persister les idées de la contagion ; on peut voir la même chose dans les discussions des sociétés savantes contemporaines, comme cela a eu lieu à l'Académie de médecine pour la fièvre puerpérale, pour la fièvre jaune et les maladies virulentes, où l'on a parlé de trente et quelques contagions qui, à mon sens, ne peuvent être que des épidémies.

Pour la plupart des médecins la variole, la scarlatine, la rougeole, le choléra, la fièvre typhoïde, l'angine couenneuse, l'érysipèle même sont contagieux.

A quoi tiennent donc ces tâtonnements, ces incertitudes, ces contradictions dans la manière d'envisager le mode de propagation des maladies épidémiques ?

Cela tient :

1° A notre ignorance de la cause directe de chaque épidémie ; car il est indubitable que si nous connaissions les causes générales donnant lieu à ces maladies, nous n'aurions jamais recours à la contagion pour expliquer leur propagation. La gale nous offre la preuve des changements que subit notre manière d'expliquer un fait, dont la cause est constatée. Cette maladie a été considérée par tout le monde comme éminemment contagieuse, et depuis que nous savons qu'elle dépend d'un insecte, bien des médecins cessent d'y voir une véritable contagion.

2° Ces incertitudes concernant la contagion dans les épidémies tiennent encore à la disposition de l'esprit des hommes qui, dans les sciences les plus élevées, comme dans celles qui s'occupent des choses vulgaires, n'aiment pas paraître ignorer quelque chose. Ils veulent tout expliquer, ils inventent l'horreur du vide pour rendre compte de l'ascension des liquides dans un tube, lorsque la nature ne peut évidemment avoir ni horreur ni sympathie pour aucun phénomène dans ce monde. Ajouterai-je à l'appui de ma thèse les singulières théories qui avaient le privilége d'expliquer les fonctions des vaisseaux avant la découverte de Harvey? La lutte que dut soutenir ce célèbre médecin pour faire triompher sa découverte montre combien il est difficile de déplacer les doctrines dont l'esprit humain contracte l'habitude ; et la croyance à la contagion paraît être une de ces habitudes.

Si les physiciens éminents qui précèderent Galilée ont pu se payer d'une explication puérile, ne serait-on pas en droit d'admettre que les contagionistes actuels se payent d'une explication hasardée? car horreur du vide et contagion ne sont que des explications dans leurs sens respectifs.

3° Une troisième raison de ces incertitudes, c'est l'insuffisance, je dirai même l'absence des signes et des caractères différentiels entre les maladies contagieuses et non-contagieuses ou épidémiques; je touche ici, Messieurs, l'objet principal de mon travail.

On entend par l'épidemie, d'après les auteurs les plus accrédités, une affection produite par des causes générales régnant passagèrement sur un grand nombre d'individus. Or, si tel est le caractère d'une épidémie, pourquoi attribuer sa propagation à la contagion quand les causes générales sont l'explication naturelle de l'épidémie et qu'elles frappent forcément un grand nombre d'individus, qu'ils aient eu ou non des relations entre eux ?

Nombre de médecins veulent que les maladies épidémiques soient en même temps contagieuses ; mais comme ils n'en donnent aucune preuve directe, je ne puis les combattre directement, mais je puis soutenir que parce que la variole, la rougeole, la scarlatine, la fièvre typhoïde, le choléra, etc., se sont développés parmi les membres de la même famille, ou parmi des personnes qui ont pu avoir quelques rapports entre elles, il n'en résulte pas que ces affections soient contagieuses.

Puisqu'il y a épidémie, il est tout naturel que des personnes placées dans des conditions analogues en soient atteintes, sans cela il n'y aurait pas d'épidémie.

Si ces maladies, comme on le pense, sont contagieuses, si elles se propagent par la contagion, elles ne se propagent donc pas sous l'influence des causes épidémiques, elles ne sont pas des épidémies.

En effet, on ne considérera jamais une maladie vraiment contagieuse comme une épidémie. Si l'on faisait le recensement de tous les individus atteints de la syphilis dans un moment donné à Paris, on en trouverait suffisamment pour constituer, quant au nombre, une épidémie très-intense.

Cependant aucun médecin ne dira qu'il règne dans la capitale une épidémie de syphilis, par la raison qu'il est indubitable que cette affection se développe et se propage par la contagion.

Si la cause d'une épidémie quelconque était aussi évidente que celle de la syphilis, je pourrais vous donner l'exemple inverse, c'est-à-dire une maladie qui ne serait pas considérée comme contagieuse parce qu'elle est une épidémie ; malheureusement, cela est très-difficile, les médecins étant très-portés à admettre la contagion dans toutes les épidémies ; mais je prendrais cet exemple dans une endémie, dans la fièvre intermittente, qui n'est jamais considérée comme contagieuse, précisément parce qu'elle se développe et se propage sous la cause évidente du miasme.

D'après tout ce qui vient d'être dit, et à mon point de vue, ne suis-je pas en droit d'affirmer que l'idée de la contagion exclut celle de l'épidémie et que l'idée de l'épidémie exclut celle de la contagion ?

Beaucoup de médecins, et Chomel dans les *Éléments de pathologie générale*, avancent que, dans les grands centres de population, la contagion est difficile à constater dans les maladies épidémiques, mais que les médecins exerçant dans les petites localités observent et suivent très-bien la communication par la contagion. Il est vraiment étonnant que des hommes instruits, doués d'un esprit judicieux, et bons observateurs, soutiennent une pareille assertion ; car on n'a pas besoin d'être médecin dans des localités très-restreintes pour constater la contagion dans les affections vraiment contagieuses ; c'est au contraire dans les grandes villes, où la concentration de la population et des malades est considérable, que de pareilles observations sont faciles à faire, les maladies se manifestant avec les mêmes caractères dans les grandes que dans les petites localités ; si l'on voit que la contagion est plus facile à constater dans ces dernières, cela tient simplement et purement à la manière dont les circonstances coexistantes sont envisagées.

Dans les petites villes, tout le monde se connaît, se visite et se parle, et en présence d'une épidémie, le public et les médecins, faute de connaître la véritable cause de la maladie, lui attribuent un caractère contagieux.

Qui ne voit qu'avec cette idée préconçue il devient très-facile de former et de suivre la filière d'une communication prétendue contagieuse ?

Cattet et Gardet, auteurs contagionistes, en parlant de la variole et surtout de la scarlatine et de la rougeole, émettent déjà des doutes sur la contagion de ces maladies, et rapportant des faits en faveur de leur contagion, ils ajoutent que ces faits ne sont pas démonstratifs, mais seulement présomptifs, et ils finissent par cette réflexion : « Avouons cependant que l'on a toujours « quelque peine à considérer comme essentiellement « contagieuses les maladies reconnues pour être épi« démiques par l'air, et qu'il est bien à désirer que des « observations exactes lèvent toute incertitude à ce « sujet. » Cette démonstration de la contagion dans les épidémies, par des observations exactes, se laisse toujours attendre.

Par cette discussion on a pu voir que les maladies vraiment contagieuses ne règnent jamais comme épidémie et que les maladies épidémiques ne peuvent pas être contagieuses.

DEUXIÈME CARACTÈRE DES MALADIES ÉPIDÉMIQUES.

Différences entre les maladies contagieuses et épidémiques par rapport à la spontanéité.

On considère comme spontanées les maladies qui naissent sans causes apparentes ou plutôt sous l'influence des causes occasionnelles plus ou moins obscures.

Inutile de discuter sur tout ce qui a été dit de la possibilité pour les maladies épidémiques ou spontanées de contracter la contagiosité, ou sur la possibilité pour une même maladie d'être spontanée et en même temps contagieuse, cette possibilité n'ayant pas été démontrée.

D'ailleurs, un pareil mariage implique contradiction. Si l'on voulait un exemple à cet égard, il suffirait de citer l'observation que rapporte M. Anglada, à l'ouvrage de qui l'on me verra emprunter bien des citations, par la raison qu'il est un résumé assez complet de ce qui a été dit jusqu'à présent en faveur de la contagion, mais dont les opinions cependant ne peuvent résister à un contrôle sévère ; M. Anglada, dis-je, rapporte l'observation d'un enfant qui a contracté la variole dans le sein de sa mère, pendant qu'elle donnait des soins à sa fille affectée de la même maladie ; venu au monde peu de temps après, cet enfant portait des marques évidentes de la petite vérole et, de plus, il s'est montré réfractaire, à plusieurs reprises, à l'action du vaccin, et à la contagion de la variole, mais sa thèse exigeant des preuves de la spontanéité dans les maladies contagieuses, il n'admet pas que la mère soit devenue, en soignant sa fille, un agent de transmission du virus varioleux, c'est-à-dire de la contagion. Son explication du fait est tout autre et, selon moi, beaucoup plus rationnelle ; il dit : « Mais ne pourrait-on pas, en se plaçant au point de » vue de la spontanéité, retrouver dans l'interprétation » suivante l'expression probable du phénomène?

« Puisque la fille de cette femme avait eu la variole, » cette maladie régnait donc dans la localité. Doit-on » s'étonner dès lors que l'influence de la constitution » médicale régnante eût retenti de la mère au fœtus, » en vertu des relations vitales qui les unissaient, et » que les prédispositions actuelles de l'enfant aient été » poussées dans le sens de la variole ? »

Assurément, M. Anglada a cent fois raison dans cette interprétation ; mais pourquoi ne se place-t-il pas au point de vue de la spontanéité dans toutes les épidémies? pourquoi n'explique-t-il pas tous les cas de variole, de rougeole, de scarlatine, de choléra, de fièvre typhoïde, etc., de la même manière? pourquoi lui faut-il toujours l'aide de la contagion pour rendre compte de la propagation de ces maladies ?

S'il était démontré que les maladies vraiment contagieuses naquissent spontanément, toute contestation concernant la contagion des maladies épidémiques et spontanées cesserait à l'instant. S'il était démontré, dis-je, que la syphilis, la rage, la morve, la gale, etc., se développent évidemment chez l'homme sans lui avoir été communiquées, je cesserais de contester la contagion des maladies spontanées. Heureusement les maladies indubitablement contagieuses ne se développent jamais spontanément chez l'homme, bien que quelques médecins aient voulu prouver le contraire encore récemment, et même chez les animaux qui sont la source de quelques-unes de ces affections par rapport à l'espèce humaine, leur spontanéité est contestée par quelques auteurs.

On n'a jamais vu un homme atteint de la syphilis, de la rage, de la morve, etc., sans un fait d'inoculation.

Il n'en est pas de même des maladies épidémiques, dont nul ne conteste la spontanéité. En absence de toute trace de petite vérole, de scarlatine, de fièvre typhoïde, etc., une ou plusieurs personnes en même temps en sont atteintes dans la même localité, sans qu'elles aient eu des relations entre elles et souvent malgré l'éloignement de leur demeure ; n'est-il pas évident que la maladie est née en dehors de la contagion, par conséquent d'une manière spontanée ?

Or, si l'on ne conteste pas la spontanéité de ces maladies dans leur développement, pourquoi chercher à expliquer leur propagation par la contagion ? pourquoi ne pas se tenir à l'explication de M. Anglada rapportée plus haut ?

Un médecin se pique le doigt en ouvrant un abcès vénérien, et par suite il présente tous les symptômes de la syphilis ; personne ne contestera, qu'il a été contaminé par la personne malade, parce qu'il est indubitable, que la syphilis est contagieuse, qu'elle ne se développe jamais spontanément et que, par conséquent, sans cet accident le médecin n'aurait pas eu la syphilis.

Maintenant, un médecin donne des soins à un malade atteint de la variole, ou de la rougeole, ou de l'angine couenneuse, ou de toute autre maladie susceptible de la spontanéité ; pendant ce temps, il tombe malade de la même affection, en résulte-t-il nécessairement qu'il l'ait gagnée de son client ? Nullement, par la raison, que cette maladie étant née spontanément chez ce dernier, il n'y a pas de motif pour qu'elle ne se développe pas spontanément chez le médecin.

Un autre argument, Messieurs, peut se tirer de l'inexactitude avec laquelle sont cités les faits à l'appui de la contagion des maladies ; l'exemple de Valleix est péremptoire. On a répandu le bruit, j'y ai cru pendant longtemps, et bien des médecins, peut-être, croient encore, que ce regrettable confrère est mort à la suite d'une angine couenneuse contractée, en donnant des soins à un client atteint de la même affection ; en voilà une preuve de la contagion de l'angine couenneuse ! Or, les informations prises auprès du véridique M. Louis, m'ont appris que Valleix a succombé à l'angine œdémateuse.

En voici un autre exemple touchant l'appréciation des faits. La Société des médecins des hôpitaux a été saisie dernièrement de la question de l'isolement des malades atteints des affections contagieuses et particulièrement de la variole.

M. Vidal, organe de la Commission instituée pour s'occuper de ce sujet, dit dans son rapport que sur 195 malades sortis convalescents des hôpitaux et entrés dans les asiles de Vincennes et du Vésinet pendant les années 1861, 62 et 63, 186 ont eu la variole, en ajoutant qu'ils l'ont contractée dans les hôpitaux. Mais où en sont les preuves ? — M. le rapporteur n'a pas réfléchi que la plupart des médecins, sans parler du public, soit en France, soit à l'étranger, prendront son assertion, affirmée dans une société aussi sérieuse pour une preuve de la contagion de la variole, alors qu'il ne s'agit peut-être que d'une influence épidémique.

Car, pour que cette assertion ne puisse être contestée il aurait fallu prouver :

1° L'existence d'une épidémie de variole dans Paris et dans les hôpitaux à la même époque ;

2° L'absence d'une épidémie pareille dans les établissements de convalescence ou dans les environs ;

3° Et, par-dessus tout, que les convalescents sortant d'un foyer épidémique ou y entrant, ont contracté la variole, non par voie d'épidémie, mais par voie de contagion.

De ces prémisses M. le rapporteur conclut qu'il faut isoler les varioleux et établir à grands frais des locaux d'isolement à côté des hôpitaux. Ceci serait une simple imitation de ce qui existe à Londres ; or, il aurait dû nous démontrer la supériorité de cette pratique en nous donnant la statistique proportionnelle des varioleux dans la capitale de l'Angleterre et des mêmes malades dans la capitale de la France ; or, c'est ce qui n'a pas été fait.

Qu'on nous permette en outre d'objecter que la spontanéité de la variole est prouvée par des faits irrécusables, et admise par tous les médecins ; tant que la Société des médecins des hôpitaux de Paris n'aura pas démontré que les salles d'isolement détruisent cette spontanéité, elle pourra, par la réalisation de ses vœux, éloigner les varioleux des salles communes ; mais on les retrouvera dans les salles spéciales en plus ou moins grand nombre, selon l'intensité de l'épidémie régnante, comme cela arrive à présent dans les hôpitaux de Paris, où les varioles ne sont pas isolées, comme cela arrive à Londres dans l'hôpital des varioleux. Et si certaines villes d'Allemagne sont arrivées à l'extinction presque complète du germe de la variole, comme le dit M. Vidal, cela tient évidemment à la propagation de la vaccine dans la population et aux revaccinations obligatoires pour l'armée, les écoles etc., et non à l'isolement des varioleux.

L'isolement des varioleux empêchera la viciation de l'air respirable dans les salles des hôpitaux pendant la suppuration des varioles confluentes, peut-être pourrait-il avoir une influence favorable sur la mortalité des mêmes malades (?); mais de là à empêcher le développement spontané des épidémies ou bien à détruire le germe de la variole, il y a un abîme.

Souvent on me demande dans une discussion sur le sujet dont je m'occupe l'explication des faits présentant les apparences de la contagion, alors que l'on avance ne pas les avoir constatés soi-même. Ma réponse est simple. En premier lieu, je n'admets que les faits parfaitement constatés. En second lieu, je ne donne que des explications conformes à l'évidence; or, de ce que je ne puis indiquer le mode direct de la propagation d'une maladie, il ne s'ensuit nullement qu'il soit la contagion. Qu'on me donne la cause de la spontanéité chez le premier malade, et je me charge de fournir celle de la transmission successive.

Ma manière de procéder n'est pas celle de M. Mellier dans son remarquable rapport sur la fièvre jaune de Saint-Nazaire ; il attribue à la contagion la mort du docteur Chaillon, et il croit que ce médecin a pris la maladie du contact de son client. Voici mes objections à cette manière de voir ; l'opinion du savant rapporteur tient évidemment au manque de toute autre explication. Cependant, il aurait dû tenir compte, il me semble, des nombreuses personnes qui impunément ont été en contact, soit avec le malade de Chaillon, soit avec lui-même pendant sa maladie, soit avec le personnel du navire, soit avec les hommes chargés du transbordement des marchandises, et dont la plupart sont tombés malades. A mon point de vue, Chaillon, déjà préoccupé au plus haut degré pour sa santé, a été infecté par les miasmes, que son malade aurait pu emporter dans ses vêtements pendant qu'il était occupé sur le navire. Je pense que ce transport des miasmes infectieux n'est plus douteux pour personne, et les contagionistes l'accepteront avec d'autant plus d'empressement, qu'ils répètent avec tant de complaisance le fait d'une prétendue communication contagieuse de la scarlatine par un habit transporté en Podolie un an plus tard, comme si la scarlatine n'avait encore jamais existé dans ce pays, et comme s'il était sûr et certain que cette affection éruptive n'aurait pu se développer spontanément dans la contrée en question et sans l'habit noir de Hildebrand!

Puisque je tiens la question de la fièvre jaune, qu'il me soit permis de toucher par parenthèse un sujet très-important relativement à la préservation de cette maladie, et de dire que je suis de l'avis de M. Mellier pour ce qu'il dit de la différence des conditions géographiques des côtes atlantiques et des côtes pacifiques de l'Amérique, ainsi que de la rareté des communications entre ces deux côtes comme cause de la présence ou de l'absence de la fièvre jaune; mais je ne puis admettre que la longueur du voyage pour passer d'une côte à l'autre soit une cause de préservation, car du temps de la fièvre jaune de Barcelone, de Marseille ou de Cadix, la traversée des vaisseaux marchands de l'Amérique en Europe était aussi longue que la traversée actuelle par le cap Horn ou le détroit de Magellan. Ajoutons, d'un autre côté, que la fièvre jaune n'a presque pas été observée en Angleterre, bien que la traversée ne soit pas beaucoup plus longue actuellement pour les navires anglais que pour les navires français. La véritable cause, à mon sens, de cette immunité pour la côte occidentale de l'Amérique et pour l'Angleterre, c'est le froid.

C'est le froid qui purifie les vaisseaux qui doublent le cap Horn ou qui traversent le détroit de Magellan ; c'est le froid qui détruit le miasme dans les vaisseaux anglais, qui sont obligés d'atteindre les terres neuves pour se repatrier. Or, si je suis dans le vrai, il serait nécessaire d'imposer pendant l'épidémie de la fièvre jaune aux navires français l'obligation d'atteindre le degré de latitude des navires anglais pour revenir en France.

Maintenant je reviens à mon sujet et je dirai qu'on m'objecte encore que la syphilis, maladie éminemment contagieuse, a dû se développer pour la première fois d'une autre manière que cela n'arrive à présent. A cela je réponds que cela paraît être très-probable; mais cette circonstance n'empêche pas que, depuis qu'on observe cette affection, elle ne se développe jamais autrement que par la contagion, pendant que les maladies épidémiques commencent toujours spontanément.

M. Anglade dit à ce propos : « S'il est bien évident » qu'en vertu d'une loi démontrée par l'expérience, des » maladies contagieuses sont nées du milieu de certai- » nes prédispositions générales ou individuelles et lo- » cales, ne peut-il se faire que des susceptibilités du » même ordre se reproduisent sporadiquement ou d'une » manière épidémique, et fassent aussi éclore des ma- » ladies contagieuses avec tous les témoignages de la » spontanéité la moins douteuse? »

L'expérience n'ayant jamais démontré que des maladies contagieuses sont nées chez les hommes du milieu de certaines prédispositions générales ou individuelles et locales, tout le reste du raisonnement n'a aucune valeur.

D'autres contagionistes demandent pourquoi la scarlatine, la rougeole, la fièvre typhoïde, le choléra et les autres épidémies se développant spontanément ne pourraient être contagieuses, quand la variole, maladie éminemment contagieuse d'après eux, est susceptible de la spontanéité? A l'appui de leur question, ils citent des faits de varioles contractées par des enfants dans le sein de leurs mères, alors que celles-ci étaient exemptes de cette maladie.

Je me suis déjà expliqué sur la contagion de la petite vérole, et je ne la crois pas contagieuse comme épidémie; je m'étonne qu'on se donne tant de peine de chercher des preuves, afin de constater sa spontanéité, jusque dans le sein de la mère. La spontanéité épidémique de la variole est prouvée par des faits avérés et journaliers, ce qui déjà éloigne l'idée de la contagion et les faits allégués par les contagionistes l'éloignent bien plus encore. Car nous avons vu déjà que des enfants atteints de la variole pendant la vie intra-utérine ne l'ont pas communiquée à la mère, et il y a des faits montrant que des mères malades n'ont pas communiqué la variole aux enfants qu'elles portaient dans leur sein. On se demande dès lors comment on peut admettre la contagion de la variole sans inoculation du liquide des pustules, quand cette contagion ne se produit pas dans le contact intime du fœtus et de la mère.

On peut voir, que des faits rapportés par les contagionistes en faveur de la contagion envisagés sans prévention, prouvent le contraire. *Tant il est vrai*, Messieurs, comme je l'ai déjà dit dans une autre enceinte, *que dans ce monde les faits et les phénomènes qui se passent sous nos yeux portent en eux des euseignements, mais que les conséquences qu'on en tire dépendent du jugement et de l'appréciation des hommes.*

M. Anglada, avec d'autres contagionistes, soutient la spontanéité de la syphilis en s'appuyant sur de simples assertions des auteurs, ou sur des faits qui sont loin de présenter toute exactitude, ou bien sur la spontanéité des maladies que quelques médecins ont considérées comme syphilitiques, comme le scherlievo, ce qui n'est nullement prouvé. Cependant il me semble que dans toutes les questions scientifiques, et surtout dans celle dont nous nous occupons, étant sous tous les rapports d'une haute importance, il faudrait apporter comme preuves des faits d'une autre valeur et d'une autre authenticité, et cela d'autant plus que l'auteur dont nous parlons a lui-même senti la faiblesse de ses arguments, car il dit à la fin : « Je » ne crois pas mériter le reproche qu'on m'adresse » peut-être d'exagérer contrairement à l'observation la » plus vulgaire, le rôle qui appartient de nos jours à » la spontanéité de la syphilis. Je sais très-bien que la » prudence ou l'abstention sont une garantie d'immu- » nité, et que la réunion des conditions qui peuvent » créer une syphilis de toutes pièces se renferme dans » les limites d'une probabilité tellement exceptionnelle » qu'elle n'atténue en rien pour ainsi dire la conclu- » sion rassurante de la règle générale. »

De ce qui précède je me crois donc en droit de conclure que les maladies vraiment contagieuses ne se développent jamais spontanément, et que les maladies épidémiques qui se développent spontanément ne sont pas contagieuses.

TROISIÈME CARACTÈRE DES MALADIES ÉPIDÉMIQUES.

Différence entre les maladies contagieuses et épidémiques par rapport à leur communicabilité.

Lorsqu'une maladie réellement contagieuse existe chez un individu, elle se communiquera à toutes les personnes qui s'y exposeront de manière à pouvoir la contracter. Tel est le résultat de l'expérience journalière montrant que si une ou plusieurs personnes sont en contact nécessaire avec la syphilis, la gale, ou la morve, toutes seront affectées du virus de ces maladies ; tandis que, si elles sont en contact avec une maladie épidémique, le plus petit nombre devient la proie de l'épidémie. Une différence aussi radicale dans le résultat indique une différence radicale dans les origines. En effet, que dans une famille deux ou trois personnes soient atteintes de la variole, de la scarlatine, de la rougeole, etc., s'ensuit-il que ces maladies leur ont été communiquées par la contagion ? Aucunement, et les circonstances concomitantes parlent en faveur de l'opinion contraire. Ces circonstances sont : que le plus grand nombre des personnes ayant des relations plus ou moins rapprochées avec les individus malades n'en sont pas atteintes.

On infirme notre dire en prétendant « que le mode » contagieux ou non contagieux d'une maladie ne doit être » apprécié ni par le nombre d'individus qu'elle respecte, ni » par la garantie qu'elle donne contre une récidive, mais

» bien par la faculté d'imprimer à quelques sécrétions » morbides le pouvoir de faire naître une maladie sembla- » ble sur les sujets prédisposés, quelles que soient d'ail- » leurs les limites dans lesquelles se renferme l'exercice » de la transmissibilité! » Je passe condamnation pour ce qui concerne la garantie contre la récidive; mais je suis d'un avis tout à fait opposé pour ce qui concerne le nombre d'individus qu'une maladie respecte et les limites dans lesquelles se renferme l'exercice de sa transmissibilité. Je crois, au contraire, qu'il faut prendre en grande considération la proportion des personnes malades relativement à celles qui sont épargnées, pour être autorisé à attribuer un caractère contagieux à une maladie donnée, surtout lorsque, comme cela arrive dans les maladies épidémiques qui sont le sujet de la discussion, la faculté d'imprimer à quelques sécrétions morbides le pouvoir de faire naître une maladie semblable sur des sujets prédisposés, n'est qu'une pure hypothèse.

Nos adversaires prétendent qu'en arguant du petit nombre des personnes atteintes pour nier la contagion, on se crée des embarras pour expliquer leur préservation dans la supposition d'une influence épidémique, infectionnelle ou endémique. D'abord notre prétendu embarras d'expliquer la préservation dans l'épidémie ne prouve rien et ne doit pas être invoqué en faveur de la contagion. Et si l'on exigeait cette explication, je n'ai nullement besoin de créer des hypothèses, je répondrais seulement qu'il est d'observation, que dans une maladie vraiment contagieuse toutes les personnes qui s'y exposent en sont atteintes, et comme dans une maladie épidémique la plupart de ceux qui se trouvent dans la possibilité de la contracter en sont épargnés, j'en conclus qu'elle n'est pas contagieuse.

Je doute qu'on me demande des exemples d'une immunité observée journellement par les médecins ; cependant je crois bon de citer deux faits très-bien constatés.

1° Madame la comtesse K, demeurant à Paris, fut atteinte, il y a bien des années, de la rougeole qu'elle désirait communiquer à son fils âgé de sept ou huit ans ; elle le fit coucher dans son lit, et ne put la lui transmettre ; la rougeole survint spontanément un an plus tard.

2° La famille J, restant à Paris, a deux enfants, une fille et un garçon. Il y a dix huit mois, la première avait la scarlatine ; interrogé sur le danger que courait le garçon, je fis observer que puisque sa sœur avait pris spontanément la maladie, il courait le même danger, mais non pas davantage. Les deux enfants restèrent ensemble, et le frère n'a eu la scarlatine que dix huit-mois après.

A l'objection que les maladies éruptives n'attaquent qu'une fois dans la vie

Je réponds :

1° Que l'immunité dont nous parlons ne résulte par seulement d'une maladie antérieure ; elle existe aussi chez les personnes qui n'ont jamais eu d'éruption, comme on vient de le voir.

2° Le petit nombre de personnes affectées, relativement à ceux qui s'exposent, ne se rencontre pas seulement dans les maladies qui par leur première attaque sont censées préserver pour l'avenir, il se rencontre encore dans certaines affections, comme le choléra ou la fièvre jaune n'impliquant aucune préservation.

Reste une assertion des contagionistes cherchant à

démontrer la possibilité de la résistance à la contagion par l'existence de certaines organisations réfractaires à la syphilis. Admettons comme avérés les quelques faits prouvant ce privilége, leur nombre, de l'aveu de tous les médecins, est infiniment petit relativement au nombre des personnes qui s'y exposent et en sont atteintes. Ils font la minime exception, tandis qu'ils font la règle dans l'épidémie, où l'exception se trouve précisément chez ceux qui sont affectés.

D'ailleurs, expliquer par idiosyncrasie, une espèce de prédisposition, les quelques faits de résistance envers la syphilis, me semble une supposition gratuite, car ils s'expliquent de la manière la plus naturelle. De deux hommes ayant eu des rapports avec la même femme affectée de la syphilis, si le premier est exempt de la contagion, cela peut tenir aux injections et ablutions récentes; si c'est le second, qui échappe à la maladie, cela peut tenir à l'acte précédent, qui a pu essuyer, comme le dit M. Ricord, tout le contagium. Enfin l'explication la plus probable de ce fait en apparence si extraordinaire, la voici : tous les syphiliographes affirment que, lorsqu'une personne contracte une affection syphilitique, il faut qu'avant ou pendant le coït, il se soit produit une légère excoriation ou au moins un fort amincissement de la muqueuse des parties génitales ; or, pourquoi attribuer à une prédisposition, à une espèce de résistance à la syphilis un fait tout naturel si pendant les rapports sexuels cette légère lésion de la muqueuse ne s'est pas produite ? On doit plutôt s'étonner qu'en présence de la nécessité de cette condition pour être infecté de cette maladie, le nombre des personnes qui en sont préservées soit si minime ; cette prétendue résistance à la syphilis est peut-être plus fréquente qu'on ne pense, seulement sa constatation est très-rarement possible, à cause de la rareté d'un contrôle immédiat de la santé de la femme qui puisse se faire sur un autre individu.

Je puis donc soutenir que dans les maladies vraiment contagieuses toute personne qui s'y expose de manière à pouvoir la contracter la gagnera ; et comme dans les maladies épidémiques la plupart des personnes qui s'y exposent en sont préservées, ces dernières maladies ne sont pas contagieuses.

QUATRIÈME CARACTÈRE DES MALADIES ÉPIDÉMIQUES.

Différence entre les maladies contagieuses et épidémiques par rapport à leur invasion.

Toutes les maladies réellement contagieuses sont d'abord locales, parce qu'elles proviennent de l'inoculation d'un virus. Citer sous ce rapport la syphilis, la pustule maligne, la morve, la rage, c'est produire des exemples évidents ; il en est de même de la gale pour ceux qui la considèrent comme contagieuse et non comme une maladie parasitaire, car elle peut commencer par un seul point et ne s'étendre que par la suite sur toute la surface de la peau ; l'action du vaccin et de la variole inoculée est encore locale, et la généralisation dans toutes ces circonstances ne se produit que progressivement.

Il en est tout autrement des maladies épidémiques, toutes sont d'emblée générales ; prenez le choléra, la fièvre typhoïde, la fièvre jaune, la fièvre puerpérale, la scarlatine, la rougeole, la variole, même lorsqu'elle est épidémique, vous constaterez toujours cette généralité, que l'absence d'un virus fait déjà pressentir ; et puisque le principe du développement de ces épidémies tient à des causes générales, nous sommes forcés d'admettre une modification produite dans l'organisme soit, pour le dire en deux mots, par l'action solaire, soit par l'action tellurique, soit par une évolution qui se passe dans notre corps lui-même, évolution qui est très-probable au moins pour ce qui concerne les épidémies fébriles éruptives et même pour la coqueluche, maladies inévitables pour les hommes, car cette évolution trouve son analogue dans les phénomènes qui doivent s'accomplir dans notre économie, pour préparer et amener des changements physiologiques, comme par exemple, la dentition, la puberté et la ménopause.

Pour bien faire sentir la différence que je développe dans ce paragraphe entre les maladies épidémiques et celles qui sont contagieuses, j'ajouterai que telle est la généralité originelle des épidémies, qu'une fois développées, il serait impossible d'en suspendre le cours par la destruction d'un principe quelconque, tandis que dans les maladies contagieuses, on arrêtera toujours leur généralisation successive en détruisant localement dès le début le principe inoculé de la contagion.

Admettons donc une différence radicale entre les maladies contagieuses, auxquelles la nécessité d'un virus donne toujours une origine locale, et les maladies épidémiques qui, étant dès leur invasion générales, ne peuvent avoir la même origine.

CINQUIÈME CARACTÈRE DES MALADIES ÉPIDÉMIQUES.

Différence entre les maladies contagieuses et épidémiques par rapport à leur marche.

Un caractère essentiel des maladies réellement contagieuses est que, abandonnées à elles-mêmes, elles s'étendent et se propagent indéfiniment soit sur la population en général, soit sur l'individu. Nul doute, tant qu'il existera des hommes affectés de la syphilis ou de la gale et des animaux atteints de la pustule maligne ou de la morve, que des personnes seront atteintes de l'une ou de l'autre de ces maladies, lorsqu'elles se mettront dans les conditions de la contagion. La syphilis, la morve, la pustule maligne et même la gale abandonnées à elles mêmes attaqueront plus ou moins rapidement, mais toujours de plus en plus profondément, tout l'organisme. Elles amènent des discordes plus ou moins graves dans l'économie tant qu'elles n'auront pas produit la mort.

Il n'en est pas de même des maladies épidémiques prétendues contagieuses, comme la variole, la scarlatine, la rougeole, la fièvre typhoïde, le choléra, l'érysipèle, etc., dont je nie formellement la contagion.

Toutes se développent sous forme épidémique, attaquent d'abord quelques personnes, peu à peu le nombre des malades augmente et au bout d'un temps plus ou moins long l'intensité de l'épidémie s'affaiblit, le nombre des malades diminue et l'affection s'éteint, sans que nous connaissions mieux la cause de sa disparition que la cause de son invasion.

Nous voyons des individus s'exposer à l'influence des épidémies de la même manière au moment de leur début que pendant la plus grande intensité de leur existence, de la même manière pendant leur déclin, et cependant, ces épidémies, non-seulement ne les atteignent pas, mais encore elles s'affaiblissent et finissent par disparaître comme je viens de le dire. Ce qui est en opposition directe avec la marche des maladies contagieuses.

Et il ne faut pas perdre de vue que les épidémies se comportent dans leur marche chez l'individu exactement comme dans leur marche chez la population : elles naissent, s'aggravent et s'affaiblissent, faisant place à la guérison spontanée quand leur force n'est pas au-dessus de la puissance de l'organisme.

De là résulte comme quatre caractères la différence dans la marche des maladies contagieuses et épidémiques par conséquent non-contagieuses.

SIXIÈME CARACTÈRE DES MALADIES ÉPIDÉMIQUES.

Différence entre les maladies contagieuses et épidémiques par rapport à leur curabilité.

Les maladies dont la contagion n'est contestée par personne introduisent dans notre économie un principe, un ferment, un virus, appelez-le comme vous voudrez, dont la nature nous est aussi inconnue que l'existence en est indubitable. Ce principe en attaquant profondément notre corps lui transmet, comme nous le savons, la même maladie d'où il procède. L'organisme infecté s'altère chaque jour davantage; il sera complétement impuissant de se débarrasser du principe qui le mine, si la médecine ne vient pas à son aide. Et ce qu'il y a de remarquable, c'est que notre art dispose des spécifiques et d'autres moyens énergiques dont les effets salutaires sont presque toujours assurés quand ils sont employés à temps et d'une manière convenable. Nous connaissons les effets des spécifiques contre la syphilis, des cautérisations contre la rage et la pustule maligne, et tout médecin sait ce qui arrive avec les malades si ces moyens ne sont pas mis convenablement en usage. La morve, maladie éminemment contagieuse, en est un exemple frappant, car si elle est toujours fatale, cela tient à ce que la médecine ne possède aucun moyen de l'attaquer dans son principe.

Les maladies épidémiques prétendues contagieuses se comportent de tout autre manière relativement à leur traitement.

Produites par des causes générales étrangères à l'être vivant et échappant aux agents de la médecine, ces maladies effets de ces causes ne peuvent être enrayées dans leur marche générale, elles franchissent les cordons sanitaires et les quarantaines, tant que ces causes générales ne sont pas épuisées.

La même chose peut être dite de leur traitement chez l'individu, l'art médical ne dispose d'aucun moyen spécifique contre la variole, la scarlatine, la rougeole, la fièvre typhoïde, le choléra, la peste, la coqueluche, la fièvre jaune, etc.

Nous ne pouvons jamais être certains de leur fin heureuse ou malheureuse.

Elles commencent, s'aggravent et disparaissent malgré

tous les moyens proposés et mis le plus méthodiquement en usage. Ne voyons-nous pas dans les épidémies tous les jours guérir ceux qui ont été traités par la médecine expectante ou qui ont été abandonnés aux seules forces de la nature, pendant que ceux qui ont été entourés des soins les plus empressés deviennent les victimes de l'épidémie ?

De nouveaux remèdes sont proposés journellement contre ces dernières affections, ils ne guérissent pas plus sûrement les uns que les autres, le mal ne tenant pas à un virus, à un principe local siégeant dans l'individu, mais à des causes générales, dont les modifications si efficaces pour le retour à la santé sont au-dessus des ressources de l'art.

En somme, dans la contagion nous disposons des moyens énergiques et efficaces de guérison ; dans les maladies épidémiques, les agents curatifs nous échappent, parce que ces maladies ne dépendent pas d'un virus, elles ne sont pas contagieuses.

SEPTIÈME CARACTÈRE DES MALADIES ÉPIDÉMIQUES.

Différence entre les maladies contagieuses et épidémiques par rapport à leur inoculabilité.

Je commence par déclarer que je n'admets pas les tentatives d'inoculation pratiquées sur l'espèce humaine dans un but d'expérimentation. Les faits quotidiens suffisent pour démontrer, que dans les maladies réellement contagieuses l'inoculation est un moyen certain de transmission, quand elle s'opère dans des conditions convenables, et si dans les maladies épidémiques on cherche par des expériences à prouver leur inoculabilité, si celle-ci ne frappe pas par son évidence, comme dans les affections précitées, il me semble que cette circonstance seule parle déjà dans une certaine mesure contre leur contagion. Or, il est certain que les épidémies ne s'inoculent pas ; il est vrai que Home et Spéranza ont fourni quelques expériences probatives touchant la rougeole ; mais Cullen affirme l'infidélité du procédé et relate en outre que sur douze enfants inoculés avec le sang des rubéoleux, un seul aurait subi la contagion, encore émet-il le doute que l'inoculation y ait été pour quelque chose. La meilleure preuve de l'inanité de ces expériences, c'est qu'elles sont complétement tombées en désuétude. Leur oubli est d'autant plus juste, que lors même qu'elles réussiraient quelquefois, il n'y aurait nul moyen de faire en elles la part de l'épidémie et la part de la contagion. Quelques tentatives analogues ont eu lieu sur les chiens, on a injecté dans leurs vaisseaux de la bile et du sang provenant d'individus morts de la fièvre jaune ou de la peste. En voyant dans les accidents consécutifs dont furent atteints ces animaux quelques-uns des signes de ces maladies, on en a conclu à la contagion. Si l'on veut bien se rappeler l'influence des liquides provenant des cadavres sur l'organisme vivant, on saura ce que valent de pareilles expériences.

Admettons pour un moment, ce que je conteste, que ces tentatives d'inoculation des maladies épidémiques aient réussi complétement ; il ne s'ensuit pas que les soins médicaux ou domestiques exposent ceux qui les donnent à contracter les épidémies, puisque ni les médecins, ni les parents, ni les amis, etc., ne subissent l'inoculation du sang, de la bile, ou de tout autre liquide du malade.

La preuve en est dans l'immunité dont jouissent ceux qui entourent des soins les personnes atteintes d'une des affections incontestablement contagieuses du moment où il n'y a pas véritable inoculation.

Il ne me reste qu'à demander à quoi bon se donner tant de peine pour trouver un virus dans les liquides ou solides, lorsqu'on a admis une fois pour toutes que dans les maladies épidémiques les virus sont gazeux ou halitueux.

Des insuccès de l'innoculation du vaccin ont servi d'argument pour expliquer ceux des inoculations dans les épidémies, en attribuant ces insuccès dans les deux cas à des prédispositions. A cela je réponds qu'il n'y a pas de médecin à qui il ne soit arrivé de faire une saignée blanche ; l'a-t-il jamais attribuée à l'idiosyncrasie du malade ?

Non, par la raison toute simple que la cause de la non-réussite de la saignée est très-facile à constater ; mais si cette constatation n'était pas possible, il l'attribuerait à des causes singulières, comme le fait le public, qui, n'y comprenant rien, en accuse la peur et le saisissement du malade. Or il est évident que le plus souvent l'insuccès de l'inoculation vaccinale ne tient qu'à la qualité du virus ou au défaut opératoire, plus difficile à contrôler que dans la saignée, et par conséquent plus apte à être mis sur le compte de la prédisposition. J'ai eu l'occasion de vacciner des enfants au bureau de bienfaisance de la place Royale avec un autre confrère ; les vaccinations faites par ce dernier ne réussissaient pas le plus souvent, ses insuccès ne pouvaient être mis sur le compte de la chaleur ni de la prédisposition, car les miennes avaient un plein succès, et l'employé de la mairie qui inscrivait les noms des enfants finit par faire la remarque que M. X... ne faisait pas assez saigner les enfants, c'est-à-dire que mon collègue introduisait le vaccin trop superficiellement. Combien de fois n'arrive-t-il pas que les enfants piqués plusieurs fois n'apportent à la contre-visite qu'un ou deux boutons ? va-t-on dire encore que les sujets n'avaient de la prédisposition que pour un ou deux boutons ?

Dans les maladies réellement contagieuses ou inoculables, le siége du virus est parfaitement connu, comme on connaît de même le lieu d'élection pour son inoculation.

Le siége du virus est dans la salive pour la rage, dans le chancre pour la syphilis, dans le bouton gangréneux pour la pustule maligne, dans les sécrétions nasales pour la morve, dans les pustules varioliques ou vaccinales pour la variole et le vacccin ; il n'en est pas de même pour les maladies épidémiques ; il est dans la bile, dans le sang, dans la salive, dans les larmes, dans les excrétions intestinales et dans les exhalaisons pulmonaires ; on le cherche dans les liquides et dans les solides, on l'admet, concret, liquide et gazeux ; bref, il est partout, parce que probablement il n'est nulle part ; il a toutes les formes, parce que probablement il n'en a aucune.

Ceci me rappelle l'anecdote racontée par un auteur ancien rapportant cette croyance, que les juments qui ont été poursuivies par les loups courent plus vite que les autres, et il ajoute que cela tient probablement à ce que, ayant été poursuivies, elles ont acquis plus d'agilité pour la course, ou bien à ce que celles qui ne couraient pas bien ont été dévorées par les loups, ou bien à ce que peut-être cela n'est pas vrai. Les contagionistes, voyant la plupart des personnes échapper à la prétendue contagion des épidémies, disent : cela tient à ce que ces personnes ne sont pas prédisposées à la contracter; voyant que les tentatives d'inoculation les plus diversifiées échouent dans les épidémies, ils disent aussi que cela tient probablement à ce que le virus échappe à nos recherches dans sa résidence inconnue, ou sous forme fugitive, ou bien à ce que nous ignorons ses préférences pour le point de l'économie qui lui offre l'accès le plus favorable, ou bien, selon nous, à ce que cela n'est pas vrai, que les maladies épidémiques soient douées d'un virus et qu'elles soient contagieuses.

CONCLUSION.

1° Je divise les maladies par rapport à la contagion en celles qui sont incontestablement contagieuses, c'est-à-dire inoculables, et en celles qui ne sont que des épidémies.

2° J'en excepte la variole, parce qu'elle est inoculable et épidémique, et le vaccin qui est inoculable, mais plutôt un moyen de préservation qu'une véritable maladie.

3° La contagion n'a jamais été démontrée directement dans les maladies épidémiques; elle n'a été et elle n'est jusqu'à présent qu'une explication hypothétique dans ces affections.

4° Chaque maladie contagieuse a un virus particulier qui la reproduit toujours la même, mais les virus ne se présentent que sous la forme liquide.

5° Les maladies contagieuses ne se présentent jamais comme épidémie, et les maladies épidémiques ne peuvent être contagieuses.

6° Les maladies contagieuses ne se développent jamais chez l'homme d'une manière spontanée; et les maladies épidémiques se montrant toujours spontanément ne peuvent être contagieuses.

7° Les maladies contagieuses se communiquent à toutes les personnes qui s'y exposent, les maladies épidémiques n'attaquent relativement qu'un très-petit nombre, parce qu'elles ne sont pas contagieuses.

8° Les maladies incontestablement contagieuses provenant d'un virus ont toujours une origine locale, et les maladies épidémiques sont toujours dès leur début générales, parce qu'elles ne dépendent pas d'un virus, elles ne sont pas contagieuses.

9° Les maladies contagieuses abandonnées à elles-mêmes ont une marche toujours envahissante et destructive et sur la population et sur l'individu; les maladies épidémiques dans les mêmes circonstances commencent, s'aggravent et disparaissent soit chez la population, soit chez l'individu, parce qu'elles ne sont pas contagieuses.

10° Les maladies contagieuses procédant d'un virus, la médecine a prise sur elles ; les maladies épidémiques échappent aux moyens médicaux parce qu'elles dépendent des causes générales et non pas d'un virus, elles ne sont pas contagieuses.

11° Les maladies contagieuses possèdent un virus et s'inoculent, les maladies épidémiques ne s'inoculent pas, parce qu'elles ne possèdent pas de virus et ne sont pas contagieuses.

Paris. — Imprimerie de Félix Malteste et Cie, rue des Deux-Portes-Saint-Sauveur, 22.

www.ingramcontent.com/pod-product-compliance
Ingram Content Group UK Ltd.
Pitfield, Milton Keynes, MK11 3LW, UK
UKHW021120230726
13926UKWH00002B/573